CONTRIBUTION A L'ÉTUDE

DE

L'ÉTAT MENTAL

CHEZ LES ENFANTS DÉGÉNÉRÉS

PAR

Lisandro REYES

Docteur en médecine de l'Université de Colombie et de la Faculté de Paris

PARIS

OLLIER-HENRY, LIBRAIRE-ÉDITEUR

11, 13, rue de l'Ecole de Médecine, 11, 13

—

1890

CONTRIBUTION A L'ÉTUDE

DE

L'ÉTAT MENTAL

CHEZ LES ENFANTS DÉGÉNÉRÉS

PAR

Lisandro REYES

Docteur en médecine de l'Université de Colombie et de la Faculté de Paris

———

PARIS

OLLIER-HENRY, LIBRAIRE-ÉDITEUR

11, 13, rue de l'École de Médecine, 11, 13

—

1890

A LA MEMORIA DE MIS PADRES

A LA MEMORIA DEL SEÑOR DON RAFAEL NIÑO

AL SEÑOR DON JOAQUIN REYES C.

A MON PRÉSIDENT DE THÈSE

M. LE DOCTEUR DEBOVE

PROFESSEUR DE LA FACULTÉ DE MÉDECINE

MÉDECIN DE L'HOPITAL ANDRAL

CHEVALIER DE LA LÉGION D'HONNEUR

AVANT-PROPOS

On n'a pas souvent l'occasion d'étudier l'état mental des enfants dégénérés. Les stigmates pshychiques de la dégénérescence, capables d'éveiller l'attention des observateurs sur le développement et sur l'intégrité des facultés intellectuelles, sont si rares ou si mal caractérisés dans les premières années de la vie, que c'est à peine si parfois l'on remarque les bizarreries de caractère pour lesquelles les médecins ne sont presque jamais consultés.

On n'envoie pas non plus les petits arriérés, les dégénérés supérieurs aux hôpitaux par le seul fait d'un déséquilibre mental parfois très peu accentué. On peut en dire autant des asiles destinés aux enfants, où l'on trouve de nombreux exemples d'idiotie et d'imbécillité, mais peu ou pas de dégénérés rentrant dans la catégorie des *cérébraux antérieurs* ou *psychiques,* établie par M. Magnan.

Des circonstances particulières nous ayant donné

l'occasion d'observer pendant longtemps un dégénéré de cette catégorie, nous avons cru qu'il y aurait quelque utilité à présenter notre observation détaillée en y ajoutant une analyse des faits observés et l'histoire de quelques autres malades que nous avons étudiés.

N'ayant aucun fait intéressant à signaler au point de vue de l'étiologie, nous ne consacrons pas un chapitre spécial à cette partie si importante dans l'étude de la dégénérescence mentale.

Nous avons cru également inutile de tracer le tableau des syndromes épisodiques des dégénérés, dont on trouve aujourd'hui des descriptions si complètes et si nombreuses dues au labeur patient et à l'observation intelligente des aliénistes français. C'est dans les publications de MM. Morel, Falret, Legrand de Saule, Ball, Magnan, Ballet, etc., que nous avons puisé les quelques notions que nous possédons sur le sujet traité par nous.

Comme on le voit, nous nous renfermons dans les limites d'une modeste contribution, n'ayant d'autre prétention que celle d'ajouter quelques détails aux nombreux tableaux de la dégénérescence mentale.

Nous tenons à exprimer notre respectueuse gratitude à M. le professeur Debove qui a bien voulu nous faire l'honneur de présider notre thèse.

CONSIDÉRATIONS GÉNÉRALES

Le groupe des héréditaires dégénérés, avec les vastes limites qui lui ont été assignées par M. Magnan, paraît aujourd'hui définitivement accepté.

La diversité des formes que revêt la dégénérescence mentale a pu pendant longtemps rendre difficile le rapprochement de cas très disparates en apparence, quoique émanant tous d'un fond commun, et jeter à une certaine époque une grande confusion dans la classification de quelques troubles psychiques et intellectuels ; mais une observation clinique rigoureuse et une analyse approfondie des faits ont permis d'arriver à une conception beaucoup plus simple de la *folie avec conscience*. On a fait rentrer dans une même catégorie un grand nombre de malades présentant quelques caractères communs que nous allons résumer très rapidement.

Au point de vue étiologique, le fait dominant dans l'histoire des dégénérés est l'hérédité, soit l'hérédité similaire dont on connaît maintenant un grand nombre d'observations, soit l'hérédité de métamorphose à peine différente de celle conçue par Morel.

Au physique, la dégénérescence se manifeste dès la naissance par des stigmates facilement reconnaissables. Ce sont des vices de conformation, des arrêts de développement, ou des défauts de proportion pouvant atteindre un ou plusieurs organes.

Au point de vue intellectuel, les dégénérés sont en général caractérisés par une déséquilibration dont ils font preuve dans presque tous leurs actes. Ils présentent une grande variété de conceptions délirantes qui leur sont particulières et qui ont quelques caractères communs.

Chez eux, une seule idée délirante peut persister pendant quelque temps, mais le plus souvent elle est remplacée tout à coup par une nouvelle conception.

Les dégénérés ont toujours conscience du trouble de leurs facultés; luttent contre leurs obsessions et résistent d'une manière plus ou moins efficace aux impulsions qui les agitent.

Malgré le polymorphisme si caractéristique du délire des dégénérés, on arrive facilement à rattacher la plupart des phénomènes observés à deux faits principaux témoignant d'une activité anormale de leurs centres nerveux : ils sont des obsédés ou des impulsifs. Cette surexcitation nerveuse qui paraît, être le point de départ des impulsions et des obsessions, peut se localiser chez un même sujet dans divers points des centres nerveux, et de là, la diversité des formes observées.

Les observations que nous présentons se rapportent à des enfants, et quoique les traits généraux de la dégénérescence soient chez eux les mêmes que nous venons de résumer si sommairement, il y a lieu de faire quelques considérations sur les modifications que l'âge doit imprimer à leurs syndromes épisodiques.

A cette époque de la vie, les stigmates psychiques, beaucoup plus rares qu'à l'âge adulte, ne prêtent pas, facilement à l'analyse. Les enfants ne peuvent rendre compte aussi complètement que les adultes des troubles de leur raison ni tracer aussi nettement le tableau de leurs obsessions. Il est vrai que la faiblesse de leur intelligence ou le développement inégal de leurs facultés se révèlent de bonne heure, de même que leurs instincts ordinairement pervers. Mais dans beaucoup de cas on ne peut pas déterminer, au sujet de leur faiblesse intellectuelle, quelles sont les lacunes qui relèvent de la dégénérescence et quelles sont celles qui dépendent des défauts de l'éducation.

L'activité nerveuse semble en général se localiser plus spécialement dans la moelle, et le déséquilibre se manifeste par des mouvements incoordonnés qui agitent successivement ou simultanément plusieurs membres. De même que pour les idées délirantes, la brusquerie d'apparition, le polymorphisme et l'irrégularité d'évolution sont les caractères dominants de ces mouvements.

Nous n'avons visé dans ces brèves considérations, que les dégénérés supérieurs, mais il faut se rappeler qu'un même dégénéré peut présenter en même temps, les caractères des spinaux, des spinaux-cérébraux et des cérébraux antérieurs ou postérieurs.

Tel a été le cas pour le sujet de l'observation suivante, qui a été le point de départ de notre travail.

OBSERVATION I. (*Personnelle*)

Hérédité névropathique. — Mouvements monotones. — Manifestations précoces de névrosisme. — Onomatomanie.

J... est un garçon âgé aujourd'hui de seize ans. Son père et sa mère étaient cousins au deuxième degré, et les mariages consanguins ont été presque de règle dans la famille depuis deux ou trois générations. Ainsi les grands parents maternels de J... étaient cousins germains et il y avait aussi une parenté assez étroite entre le grand père et la grand'mère paternels. Dans l'ascendance pathologique de J... nous trouvons du côté de la mère : grand père mort de tuberculose pulmonaire ; une arrière-tante manifestement hystérique ; une tante et une arrière-tante émotives et pleurant pour les raisons les plus futiles ; une autre tante ayant eu la chorée à l'âge de quinze ans et un rhumatisme articulaire aigu à vingt-huit ans ; un cousin éprouvant très souvent un état de grande dépression morale et qui présente parfois une obsession curieuse : l'idée que la personne dont il parle écoute sa conversation et le besoin de se convaincre que cette personne n'est pas cachée pour l'entendre ; un cousin et une cousine ayant présenté des impulsions au suicide. La mère de J... très nerveuse, faible et toujours tourmentée par un mauvais état de santé, a succombé à la tuberculose pulmonaire. Elle a eu un autre enfant qui est bien portant, un autre mort à huit jours et une fille mort-née.

Du côté du père : Grand'mère très irritable et d'un caractère changeant. Le père de J..., se mettant facilement en colère, présentait une grande tendance aux congestions cérébrales. Il est mort d'un fièvre typhoïde.

Nous devons signaler aussi une assez grande différence d'âge entre le père (cinquante ans) et la mère (vingt-quatre ans) à l'époque de la conception de J...

La grossesse terminée par la naissance de notre malade a été très pénible et à plusieurs reprises on a craint un avortement.

J... est né avant terme (sept mois) et dans un état de faiblesse qui inspirait de sérieuses inquiétudes et commandait des soins minutieux dans les premiers jours de s on existence. Sans force pour prendre le sein, il a dû être nourri à la cuiller. Plus tard il a été élevé au sein et au biberon en même temps.

A l'âge de quatre mois on remarqua chez lui des mouvements spontanés, monotones et survenant à périodes irrégulières. Ce fut d'abord un mouvement de rotation de la tête comme dans un geste négatif, revenant par accès très rapprochés et non observés pendant le sommeil. On les faisait disparaître facilement en frappant l'attention de l'enfant, en lui présentant un objet quelconque. Il restait en repos pour quelques moments, puis il recommençait ses mouvements avec brusquerie. Si on ne tâchait pas de l'arrêter, le balancement continuait pendant une minute ou deux ; puis il devenait de plus en plus lent et le repos était la conséquence de la fatigue. Un peu plus tard les mouvements étaient tantôt latéraux, tantôt d'abaissement et d'extension alternatifs de la tête comme dans un geste positif. Vers l'âge de neuf mois les mouvements se localisèrent principalement dans les membres inférieurs tout en perdant la monotonie observée dans la rotation, la flexion et l'extension de la tête. Ces mouvements qui siégeaient particulièrement dans le membre inférieur droit ne différaient donc de ceux que présentent ordinairement les enfants que par leur grande étendue. La flexion du membre était toujours accompagnée d'un peu d'adduction qui portait le pied vers l'épaule gauche; ces mouvements ont disparu vers quatorze mois.

La dentition s'est faite sans trouble remarquable dans la santé, qui a été bonne en général à compter du deuxième mois.

A seize mois J... commença à parler, ce qu'il fit toujours très distinctement. Il ne put marcher qu'à l'âge de trois ans et demi, à l'aide de bottines orthopédiques, munies de tuteurs métalliques pour renforcer l'articulation tibio-tarsienne. Sans cet appareil les pieds tournaient à droite ou à gauche indifféremment. C'est seulement à cinq ans que notre petit malade a pu marcher sans son appareil. Du reste cette laxité des ligaments ne se limitait pas à l'articulation tibio-tarsienne. Dès les premiers jours de la naissance on a remarqué une étendue exagérée des mouvements, spécialement dans les membres inférieurs.

Avant d'aborder la description d'une deuxième période, nous allons signaler quelques particularités physiques intéressantes.

La tête présente un léger degré de microcéphalie que nous n'avons pas eu l'occasion de mesurer. En outre son développement en hauteur est un peu exagéré. Les oreilles sont très écartées des parois du crâne. Il y a un prognatisme marqué de la mâchoire inférieure. L'œil gauche présente un strabisme interne, qu'on a opéré une fois sans que l'opération ait donné des résultats très satisfaisants. — L'enfant est en même temps myope. Il est gaucher. Son système pileux est très développé.

J... présente une grande sensibilité au toucher, surtout dans les pieds et plus particulièrement encore dans les orteils. Au moindre contact ses pieds se mettent dans une flexion exagérée et l'enfant éprouve une grande anxiété. Sa mère profitait des heures de sommeil pour lui couper les ongles, et c'était encore une besogne assez difficile parce qu'il se réveillait en sursaut, poussait des cris et se débattait dans son lit, en proie à une angoisse extrême.

La période comprise entre trois ans et demi et six ans est pour J... une autre phase dans l'évolution de son état.

L'enfant marche maintenant à l'aide de ses bottines orthopédiques, mais tous ses mouvements sont entachés d'une maladresse, d'une incoordination remarquables. Dans sa marche il heurte à chaque moment les objets qui sont sur son chemin. Nous devons constater que J... a marché ordinairement tenu par la main, parce que sa myopie et sa maladresse inspiraient toujours des craintes à sa famille et qu'on se décidait rarement à le laisser marcher seul. Pour cette raison, il n'a acquis que très difficilement l'habitude de se conduire lui-même et de regarder son chemin.

Les mouvements monotones apparaissent de nouveau, mais localisés cette fois dans les membres supérieurs. Ce sont des mouvements de flexion et d'extension de l'avant-bras sur le bras, qui n'échappent pas à l'influence de la volonté. En effet, quand on gronde l'enfant ou qu'au contraire on lui offre quelque chose pour le faire rester tranquille, il arrive enfin à arrêter ses avant-bras, mais il n'y arrive qu'avec difficulté. Voici comment les choses se passent : J... a l'air distrait et balance d'une manière régulière un de ses avant-bras ou les deux en même temps. On le rappelle à l'ordre une première fois et ses mouvements deviennent plus rapides et plus énergiques. Une deuxième sommation est plus efficace et semble arracher l'enfant à sa distraction ; mais les mouvements ne s'arrêtent pas tout à coup. C'est peu à peu que l'avant-bras arrive au repos. Alors notre petit malade croise les bras sur son dos comme pour les empêcher de balancer.

Le moyen le plus sûr pour que J... se tienne tranquille est toujours la réflexion, il se laisse facilement convaincre et sa volonté semble alors plus puissante.

Nous devons ajouter que pendant le balancement l'enfant ne témoigne aucune souffrance. Au contraire, sa physionomie exprime le contentement et très souvent c'est à l'occasion d'une joie quelconque qu'il commence ses mouvements. Quand il revient au repos, c'est comme à regret.

Les mouvements décrits reviennent d'abord par accès et à de longs intervalles. Puis ces accès deviennent de plus en plus fréquents et finissent par constituer un état presque habituel. Cependant, il y a des jours où J... reste tranquille toute la journée. C'est surtout quand son imagination, très vive, est occupée par un sujet quelconque.

A l'âge de quatre ans, nous observons pour la première fois un nouveau mouvement rhythmé qui s'ajoute aux antérieurs. Ceux-là se présentent seulement quand J... est debout ou assis. Or, quand il est couché, son bassin est quelquefois animé d'un mouvement de va-et-vient tout à fait analogue à ceux du coït. Nous surveillons l'enfant et nous constatons à plusieurs reprises que pendant le balancement du bassin, le penis n'est pas en érection. Ce mouvement a été observé jusqu'à neuf ou dix ans. Il n'a jamais été très fréquent.

Au point de vue intellectuel, J... se fait remarquer pendant cette période par une grande facilité de compréhension bien supérieure à son âge et qui contraste avec son développement physique lent et pénible. A cette époque il prend plutôt part aux conversations des gens âgés qu'aux jeux des autres enfants. A quatre ans il écoute avec attention la lecture des livres sérieux et veut qu'on le renseigne sur la signification des mots qu'il ne comprend pas. Ce qu'il y a de plus remarquable dans cette curiosité toujours en éveil c'est que fréquemment elle porte sur des sujets inexplicables et irritants et qu'alors elle revêt le caractère d'une véritable obsession. Quand l'enfant n'obtient pas l'explication des grosses questions qu'il pose, il est très agité et revient à chaque moment sur le même sujet.

C'est peut-être dans ce milieu au dessus de son âge que J... puise l'allure précoce d'un garçon réfléchi. Les personnes qui l'entendent sont souvent étonnées des questions qu'il leur pose ou des réponses qu'il leur fait.

A cinq ans cependant, une idée absurde le domine, il est amoureux d'une de ses cousines âgée de vingt-trois ans et il est convaincu qu'elle deviendra sa femme ; il reconnaît qu'il est trop jeune et se renseigne de l'âge auquel un homme peut se marier. Ce n'est pas tout. Il est jaloux et l'idée qu'un autre pourra épouser *sa fiancée* le met dans un des rares accès de colère dont nous parlerons tout à l'heure.

Doué d'un caractère doux et obéissant, il se met rarement en colère; mais quand cela arrive, c'est d'une manière outrée. Il se tord alors en proie à une agitation extrême et sa voix ne peut émettre que des sons inarticulés.

Au point de vue physique, cette deuxième période a été pour lui des plus pénibles. Sans compter qu'il est trop peu développé pour son âge et qu'il est maigre et chétif, il éprouve très souvent de terribles maux de tête et des diarrhées qui reviennent irrégulièrement.

A six ans les mouvements des bras commencent à devenir de plus en plus rares, en même temps que la marche et, en général, tous les mouvements volontaires acquièrent un léger degré d'assurance. Cependant, J... est encore très maladroit et c'est surtout à table et dans ses leçons d'écriture que cette maladresse se fait remarquer. Malgré la meilleure volonté de la part de l'enfant, il n'arrive pas à tracer des caractères reguliers et ses essais se ressentent du manque de précision qu'on observe dans tous ses mouvements. Sans doute son strabisme, qui, maintenant, est plus accentué, sa myopie et le fait d'être gaucher entrent pour une large mesure dans la presque impossibilité d'écrire que présente notre malade. Jusqu'à l'âge de onze ans, il n'a pu s'habiller seul.

Au point de vue des mouvements, le maximum d'activité siège maintenant dans la physionomie. Il gesticule presque continuellement, mais pas plus que le balancement des bras, cette gesticulation n'échappe complètement à l'influence de la volonté. On observe seulement que les muscles n'obéissent pas d'une manière immédiate, puisque l'enfant témoigne de l'effort qu'il doit faire pour arriver au repos, et qu'il doit se surveiller quand il veut que les gestes ne reparaissent pas.

Pour ce qui est des facultés intellectuelles, J... est, dans cette troisième période, bien inférieur à ce qu'il était dans la deuxième. Petit à petit sa lucidité d'esprit s'est amoindrie, et, par une douce transition, il est arrivé à être d'abord d'une intelligence faible, puis enfin un véritable déséquilibré. Il ne comprend pas aussi facilement qu'auparavant. Ses réponses ne lui viennent pas sans quelque hésitation. Quand on lui pose une question, son strabisme augmente et sa physionomie témoigne de la difficulté qu'il éprouve pour fixer son attention.

En fait de connaissances, il en est resté à quelques médiocres notions de géographie et d'histoire et à une lecture très défectueuse. Du reste, ses parents se préoccupent tout particulièrement de son développement physique et ne veulent pas s'appesantir sur son éducation intellectuelle. On n'ose pas l'envoyer à l'école, craignant que les taquineries des autres enfan's n'augmentent la sauvagerie de ce caractère timide et craintif.

J... aime pourtant la lecture. Il y apporte même un enthousiasme exagéré. Pendant plusieurs heures il reste absorbé par un livre que très souvent on est obligé de lui enlever de force, parce que, ordinairement, cette concentration d'attention lui cause des maux de tête et de l'insomnie.

C'est vers l'âge de sept ans que nous avons remarqué pour la première fois chez l'enfant la manie de compter. Il porte un grand intérêt à connaître le nombre des rayures d'une étoffe, des lettres d'un mot, et, en général, de tout ce qui prête au dénombrement. Ces calculs qui l'absorbent constituent pour lui une sorte d'amusement. Cette manie n'a pas été de longue durée et n'a jamais eu le caractère d'une obsession angoissante.

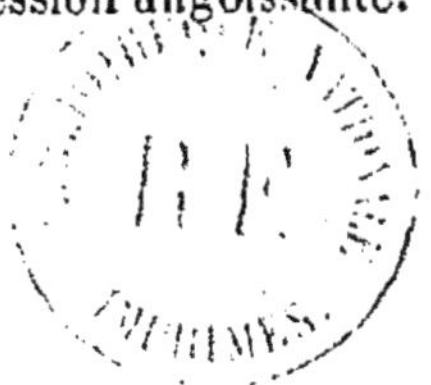

Bien autrement accentuée et durable a été pour lui l'obsession d'une phrase, constatée à la même époque. Tantôt il répète une phrase entendue dans la conversation ; tantôt c'est un ensemble de mots réunis au hasard et vide de sens qui lui revient souvent aux lèvres. Les intervalles compris entre les répétitions de la même phrase sont d'une durée variable et jamais nous n'avons observé cette répétition rapide et accompagnée d'un sentiment de malaise, qu'on trouve dans les descriptions classiques de l'*onomatomanie*. En outre, l'obsession d'une phrase ne revient pas par accès. C'est plutôt une sorte d'habitude.

Quand par une cause quelconque, J..., qui est ordinairement distrait, vient à sortir tout à coup d'une de ses distractions, il prononce brusquement la phrase qui semble l'obséder et dont le changement est fréquent. Une même obsession en effet ne paraît pas s'attacher pour longtemps à son esprit. C'est seulement pendant un jour, deux au plus, qu'il répète la même chose; mais il ne tarde pas à attrapper quelque autre phrase qui disparaît aussi vite. A aucune époque nous n'avons observé chez lui la répétition d'un mot isolé. Il y a des jours où l'enfant est tout à fait libre de l'obsession et en général tout ce qui tient son imagination en éveil le rapproche notablement d'un bon état d'équilibre mental.

D'autre fois il est très agité. Il se passionne pour un sujet quelconque de conversation qui va le poursuivre pendant une journée entière. Alors il est impossible de l'arrêter. Il raconte maintes fois la même chose, accompagnant sa relation d'une mimique expressive et quelque peu désordonnée. Quand il n'y a personne pour l'écouter, il monologue pendant des heures sur le même sujet en même temps qu'il parcourt la maison avec agitation.

On a souvent observé des discours incohérents. La plupart des fois ce sont des vers que notre malade débite et qui au point de vue du mètre, sont irréprochables, mais on y truove réunis les mots les plus disparates. Cette manie et celle de répéter une même phrase se sont continuées jusqu'à l'âge de treize ans avec des rémissions et des exhacerbations à marche très irrégulière.

Une fois l'enfant entend le hennissement d'un cheval, qu'il imite ensuite à plusieurs reprises d'une manière involontaire. C'est le seul fait d'*écholalie* que nous ayons pu observer chez lui.

Pour terminer ce qui a trait au caractère de J... nous avons à ajouter que très souvent il fait preuve d'une grande irrésolution. Les jours où il est agité il marche continuellement dans la maison, mais il s'arrête fréquemment, semble réfléchir quelques moments puis revient sur ses pas.

Il a un sentiment très développé de la morale; il arrive même à une scrupulosité exagérée quant au *bien* ou au *mal* des actes. Les gros mots lui font horreur et pour rien au monde il no dirait un mensonge. C'est surtout quand il entend parler de quelque mauvaise action qu'il éprouve une de ces crises que nous avons signalées pendant lesquelles il parle sur le même sujet plusieurs heures de suite.

Quant au développement physique et à l'état général, l'enfant a un peu gagné à cette époque. Il s'est fortifié, mais sa taille est inférieure à celle des enfants de son âge.

En fait de maladies il n'a eu qu'une rougeole à dix ans.

A treize ans il fait un séjour de quelques mois à la campagne et on observe un développement extrèmement rapide de sa taille. Il est toujours maigre et faible. Rentré dans la ville, il devient un peu dyspeptique et sa faiblesse augmente. Dans le but de le fortifier on l'envoie encore à la campagne où l'état de sa santé redevient plus satisfaisant.

A cette époque la répétition d'une même phrase, les discours incohérents et la manie de versifier sont devenus de plus en plus rares. Les gestes et les mouvements inutiles ont presque complètement disparu. Bref, on constate une accalmie de l'état nerveux.

Le caractère pourtant est toujours bizarre. Plus que jamais il aime la lecture. Il est vrai qu'il n'en profite pas beaucoup et que son niveau intellectuel laisse beaucoup à désirer. Il n'aime plus à prendre part aux conversations et cherche presque continuellement la solitude. Du reste, il est toujours doux et obéissant, ses réponses sont raisonnées et ses actes ne traduisent qu'un peu de bizarrerie.

Un beau jour il perd la tête. Il paraît étranger à tout ce qui l'entoure; son regard est vague; si on lui parle, il semble ne pas se rendre compte de ce qu'on lui dit, et il reste enfermé dans un mutisme absolu. Il n'est pas agité. Tout au contraire, il reste immobile et indifférent pendant des heures. Son aspect est celui d'un idiot.

On découvre qu'il s'est adonné à l'onanisme, sans que l'on puisse déterminer l'époque à laquelle il a commencé.

On lui ordonne des bains froids, de l'exercice et une forte alimentation. Peu à peu il revient à la raison et au bout de dix jours il est complètement lucide. Il fait des promesses formelles d'abandonner ses mauvaises habitudes. Cependant, au bout de vingt jours il recommence et un nouvel accès analogue au précédent apparaît. Depuis lors, pendant une année et demie, les accès se sont reproduits à des intervalles variables. Durant ces intervalles, il est bien raisonnable. On le surveille beaucoup et on arrive à l'empêcher de s'onaniser pour quelques jours; mais il profite de la première occasion pour satisfaire son excitation génitale et cela suffit pour le faire tomber immédiatement dans un nouvel accès. Les accès durent ordinairement de cinq à dix jours et ils sont caractérisés par une indifférence et un mutisme complets. Quelquefois il répond par un mot toujours le même à toutes les questions qu'on lui pose.

Un dernier accès de courte durée se présente à quinze ans. Deux mois après on fait entrer l'enfant dans un collège. On le surveille beaucoup et ses mauvaises habitudes paraissent complètement abandonnées.

Aujourd'hui l'état général est assez bon, l'intelligence toujours faible et le caractère toujours bizarre. Cependant J... commence à perdre un peu de sa sauvagerie et de sa timidité habituelles et à frayer avec ses camarades.

ANALYSE

Point n'est besoin, croyons-nous, de démontrer que l'enfant dont nous venons de tracer l'histoire pathologique est un dégénéré héréditaire. Les antécédents névrosiques si nombreux qu'on trouve dans son ascendance; les stigmates physiques si caractéristiques chez lui, et les stigmates psychiques correspondent parfaitement aux descriptions classiques de quelques formes bien connues de la dégénérescence.

Nous allons maintenant insister sur quelques particularités présentées par le malade, en y ajoutant les réflexions qu'elles peuvent nous suggérer.

Quoiqu'il n'entre pas dans le cadre que nous nous sommes tracé d'étudier les causes de la dégénérescence, pour des raisons que nous avons exposées dans notre avant-propos, nous allons discuter très sommairement l'influence de la consanguinité, parce que dans l'histoire que nous nous proposons d'analyser, nous avons signalé, à côté des antécédents pathologiques, une parenté étroite entre les ascendants du malade. Ce fait, présenté sans commentaires, pourrait faire supposer que nous accordons à la consanguinité une influence suffisante à elle seule pour créer la dégénérescence.

A peine avons-nous besoin de rappeler les nombreuses discussions auxquelles cette question a donné lieu. Pour les uns l'influence des mariages consanguins sur la dégénération physique et morale de l'espèce serait indépendante des tares constitutionnelles des parents, c'est-à-dire que la parenté de ceux-ci aurait de mauvais résultats pour la descendance, même quand leur santé ne laisserait rien à désirer. Pour les autres la consanguinité ne serait défavorable que dans les cas où les parents auraient puisé tous les deux dans leur souche commune une même prédisposition morbide. C'est cette opinion que M. Dally (1) résume de la manière suivante : « On a évidemment confondu l'hérédité morbide accumulée avec la consanguinité. Con-

(1) E. DALLY. Dictionnaire encyclopédique des sciences médicales. — Article « Dégénérescence », p. 246.

sanguinité saine, hérédité parfaite ; consanguinité
maladive, hérédité accumulée. »

M. Lacassagne (1), dans un article très complet sur
la consanguinité, a longuement discuté cette influence,
basant son étude sur les nombreuses statistiques présentées par les consanguinistes et les anti-consangui-
nistes.

Parmi ces statistiques celles de Mitchell, par la
manière dont elles ont été faites, ont mieux écarté que
les autres les diverses causes d'erreur qui rendent
difficile la juste appréciation des faits. Mitchell a
relevé ses chiffres dans de petites localités et ses
observations ont porté sur des populations entières.
De la comparaison qu'il a pu établir entre les enfants
issus des mariages consanguins et ceux des mariages
croisés, il apparaît que l'influence de la consanguinité
est très variable et il y a lieu de croire que dans les
cas qui sont les plus défavorables pour la descendance, il doit y avoir d'autres causes particulières de
dégradation organique. Telle est l'interprétation très
logique de M. Lacassagne. — Mitchell lui-même, qui
au commencement de ses recherches, accordait une
action funeste à la consanguinité, reconnaît que cette
action a été singulièrement exagérée.

D'autre part, l'influence de l'hérédité, dans l'éthio-
logie des affections mentales, est si dominante que
les antécédents de consanguinité restent effacés et
dépourvus d'importance à côté des antécédents névro-

(1) LACASSAGNE. Dictionnaire encyclopédique des sciences médicales. —
Article « Consanguinité ».

pathiques. Ce fait est devenu plus frappant encore depuis que l'attention des observateurs s'est portée principalement sur l'hérédité de métamorphose. Ainsi dans les nombreuses observations de dégénérescence qui ont été publiées dans les cinq dernières années, par MM. Ball, Magnan, Ballet, Lanteirès, Legrain, Saury, etc. nous avons toujours trouvé des antécédents névropathiques dans l'ascendance des malades.

De notre avis, la consanguinité ne peut avoir aucune influence qui lui soit propre sur les qualités physiques ou morales des descendants, influence qui, en dehors des états diathésiques, ne trouverait pas d'explication satisfaisante. Quant à l'hérédité accumulée, on ne saurait méconnaitre qu'elle multiplie les chances de transmission des maladies.

Les diverses manifestations du nervosisme, depuis les simples bizarreries de caractères jusqu'aux formes les plus complètes de l'hystérie, sont devenues si communes qu'un homme issu de névropathes aurait presque les mêmes chances d'épouser une névropathe, choisissant dans n'importe quelle famille, qu'en épousant une nièce ou une cousine. Quelle est donc, en effet, la famille qui ne compte dans son ascendance un exemple au moins de nervosisme ? Nous visons en ce moment la population des grandes villes, dans lesquelles l'agitation de la vie moderne semble avoir semé le germe de toutes les névroses. Pour nous l'influence du milieu et de l'époque est bien plus nette que celle de la consanguinité. M. Lanteirès (1), entre autres, a signalé cette influence du milieu et de l'époque sur laquelle nous ne pouvons pas nous appesantir. Elle est, du reste, acceptée aujourd'hui par tous ceux qui s'occupent de pathologie mentale.

En nous plaçant au point de vue purement pratique, nous nous demandons si un médecin devrait déconseiller un mariage consanguin par la seule raison que la névropathie, par exemple, se trouve dans l'histoire pathologique de la famille. Evidemment les antécédents héréditaires perdent une grande partie de leur importance si les antécédents personnels sont satisfaisants.

Nous ne pourrions mieux faire, pour appuyer notre manière de voir, que de citer quelques paroles de Boudin (2) à ce propos : « Comment, voilà des parents consanguins pleins de force et de santé, exempts de toute infirmité appréciable, incapables de donner à leurs enfants ce qu'ils ont et leur donnant au contraire ce qu'ils n'ont pas, ce qu'ils n'ont jamais eu ? »

M. Battesti (3) a très bien résumé l'explication des faits : « L'enfant est, d'après la loi fondamentale de l'hérédité, le produit du père et de la mère; si ces derniers sont parents entre eux, oncle et nièce, neveu et tante directs, ou bien cousins germains, en vertu de

_____

(1) LEITERÈS. Essai descriptif sur les troubles psycho-pathiques avec lucidité d'esprit. — Thèse de Paris, 1885, page 11.
(2) Boudin cité par Lacassagne. — Loc. cit.
(3) BATTESTI. Le mariage au point de vue de l'hérédité, 1886, p. 67.

REYES.   2 la loi de l'atavisme, ils possèdent des caractères communs héréditaires ; par suite leur enfant possédera ces caractères à un degré beaucoup plus prononcé. Si, donc, les deux époux parents ont le tempérament herpétique, leur fils héritera d'un herpétisme très accentué qu'il tiendra de l'un et de l'autre ; si, au contraire, les mêmes époux ont un tempérament sain et normal, le descendant héritera d'un tempérament doublement sain. »

Le fait des mouvements monotones décrits dans notre observation est très fréquent, presque banal dans l'histoire des dégénérés. Nous n'aurons qu'à rappeler comme exemple l'histoire de M. B... publiée par M. Magnan (1) dont nous allons transcrire ce qui a trait aux mouvements inutiles échappant à l'influence de la volonté.

« Son système nerveux est dans un incessant éréthisme ; tous ses centres nerveux, très vivement surexcités, se déchargent en quelque sorte constamment ; ils agissent par leur propre compte, et tout l'axe cérébro-spinal est profondément déséquilibré.

(1) MAGNAN. Consid. sur la folie des héréditaires ou dégénérés. Progrès médical, 1886, p. 1112.

Ainsi du matin au soir M. B... produit-il irrésistiblement des séries de mouvements complètement inutiles, qu'il se déclare lui-même incapable d'arrêter,
sans éprouver le malaise caractéristique qui accompagne toujours toute résistance à l'accomplissement d'un
syndrome : anxiété précordiale, sueur froide, étourdis-
sement, etc. Ainsi, à quelque heure de la journée que
vous observiez M. B..., vous le voyez en mouvement ;
pendant que vous lui parlez, il se frotte les mains, les
cuisses ou les flancs, il se gratte la tête ; mais l'attitude
qu'il préfère et qu'il nous 'est impossible d'empêcher
est la suivante : assis sur sa chaise, il la renverse un
peu pour la faire porter sur les pieds de derrière, et, en
s'arcboutant d'autre part sur ses jambes, il se balance
légèrement d'arrière en avant en accompagnant ce
mouvement du frottement des cuisses avec les mains.
Essayez de l'arrêter, vous le voyez aussitôt pâlir, son
front se couvre de sueur, il éprouve un grand malaise ;
à ce moment les tics des orbiculaires redoublent d'in-
tensité. Tout rentre dans l'ordre dès que les mouvements recommencent. Une autre attitude que M. B...
avait coutume de prendre quand il était chez lui est la
suivante : il avait fait accrocher au plafond de sa chambre une corde dont l'extrémité pendait à la hauteur
du bras. Plusieurs fois dans la journée il s'asseyait
sur une chaise dans l'attitude que nous venons de
décrire ; il saisissait la corde de la main droite et, en
tirant sur elle d'une façon rhythmique, il se balançait

ainsi pendant longtemps, tandis que le coude gauche appuyé sur un meuble, il frappait sur sa tête en cadence avec les doigts de sa main gauche.

Enfin, quand il est au lit, M. B... continue la série de ses mouvements irrésistibles. Jusqu'à ce que le sommeil soit arrivé, il faut que quelque chose remue : ce sont les muscles de l'abdomen, les muscles de la hanche, ceux du bras, etc. Le sommeil seul met fin à cette gymnastique perpétuelle à laquelle le malade assiste avec sa pleine conscience et sans pouvoir la réprimer un instant. »

En comparant les mouvements décrits par M. Magnan, avec ceux que nous avons observés, nous trouvons cette différence : les mouvements de M. B... ont le caractère d'une impulsion irrésistible et le repos est accompagné d'une crise angoissante, la même crise qui se développe chez tous les dégénérés quand ils résistent à leurs impulsions. Chez notre malade, au contraire, l'arrêt des mouvements ne s'accompagne de rien de pareil. A première vue la différence paraît capitale; mais nous croyons qu'il s'agit seulement d'une différence de degré. Dans un cas comme dans l'autre, une surexcitation du système nerveux est le point de départ du phénomène. Or, cette surexcitation peut être plus ou moins vive. Remarquons que notre malade n'arrive pas à arrêter ses avant-bras aussitôt qu'il le veut et que c'est seulement après quelques efforts qu'il revient au repos. Nous pourrions bien dire que la surexcitation de ses centres nerveux est assez grande pour rendre difficile l'arrêt des mouvements, mais qu'elle ne l'est pas assez pour déterminer un sentiment de malaise. Dans l'étude des dégénérés on trouve fréquemment des différences de degré dans un même syndrome qui donnent à chaque malade une physionomie particulière.

Nous reproduisons intégralement une autre observation de M. Magnan, comme un exemple de la diversité des mouvements présentés par cette classe de malades.

OBSERVATION II. — (M. Magnan.) (1)

Débilité mentale. — Mouvements irrésistibles. — Impulsions à imiter les mouvements. — Onanisme. — Frigidité. — Délire ambitieux.

P..., Alfred, âgé de vingt-et-un ans, est un enfant naturel. Sa mère est morte lorsqu'il était encore tout jeune. Ses grands parents maternels l'ont élevé. Il n'a pas fait de graves maladies dans son enfance et n'a jamais eu d'accidents convulsifs. Cependant, il est strabique, il blèse un peu par moments, même il bégaye. Sa tête est parfois animée dans son ensemble de tics convulsifs. Il a reçu une éducation primaire sommaire. Déjà, étant tout jeune, il avait des idées baroques. Son caractère était bizarre. Faible d'esprit, mal équilibré, il ne pouvait se livrer à un

(1) MAGNAN. — Considérations sur la folie des héréditaires ou dégénérés. — Progrès médical, 1886, p. 1,110.

travail suivi. Apprenti imprimeur, il était désordonné dans
son métier. A cette époque, il y a quatre ans, il interrom-
pait sa besogne pour exécuter des gestes bizarres. Il
remuait le pouce ou le petit doigt de sa main gauche, leur
faisant exécuter plusieurs fois de suite des mouvements
de subluxation. Pendant son travail on le voyait parfois
tout à coup s'arrêter, ramener le coude au corps et lancer
un coup de poing en avant. L'idée de donner un coup de
poing ou de remuer le pouce lui traverse, dit-il, l'esprit ; il
comprend bien l'étrangeté de sa manie, mais le désir est
plus fort que la volonté ; il ne peut se retenir et se trouve
satisfait après le mouvement. Il tire au sort, est envoyé
dans l'infanterie de marine à Cherbourg. Au bout de
quinze jours on le réforme, il revient à Paris chez ses
parents. A la maison les mouvements irrésistibles conti-
nuent à s'effectuer ; il fait des grimaces à table et exécute
des mouvements avec ses doigts ou bien il lance un coup
de poing. Il avait retenu du régiment les manœuvres pré-
liminaires de gymnastique, les mouvements rhythmés des
bras et des jambes. Parfois chez lui il prenait un bâton et
le maniait comme à l'école des soldats. Ou bien encore il
se tenait debout, comme à l'exercice militaire, tenant les
coudes au corps et exécutait les différents mouvements
qu'on lui avait appris à Cherbourg. Il commençait par
prendre l'attitude fixe, ensuite se courbait en avant, met-
tait les coudes au corps, étendait les bras. Ces mouvements
étaient rapides et rhythmés, il les exécutait un grand
nombre de fois. Ajoutons qu'aucun de ces mouvements
n'avait la moindre utilité ; ils étaient accomplis par le
malade sans qu'il pût les réprimer un seul instant. Avant
se coucher il était encore obsédé par l'idée d'agir ainsi,
l'impulsion était irrésistible. Il sentait bien le ridicule et

la bizarrerie de sa conduite, mais il lui était impossible de se mettre au lit avant d'avoir fait l'exercice. Après avoir exécuté ces mouvements il était satisfait et pouvait s'endormir. Il y a environ six mois qu'il est en proie à ces impulsions. Depuis un peu plus de deux ans l'idée de s'instruire lui est venue peu à peu. Il voulait devenir savant et lisait tous les livres qu'il pouvait se procurer.

Il se mit à lire le Paradis perdu de Milton et s'imagina ensuite qu'il était devenu Lucifer; c'était lui le diable. Plus tard, à la suite d'une autre lecture, il aurait désiré se métamorphoser en serpent. Il eut aussi l'idée de chercher la pierre philosophale et de faire de l'or. Il étudia la chimie. Il faisait ses essais sur un poêle, faisait rougir des sous, mélangeait du nitre et du soufre, fabriquait de l'eau régale pour dissoudre l'or, etc. Il ramassait des pierres, des cailloux, en remplissait ses poches, les examinait comme s'ils étaient du minerai d'or, cherchant le moyen d'en extraire le métal précieux. Il s'enfermait quelquefois une heure dans les cabinets d'aisance, étudiait en cachette ses cailloux, de peur qu'on ne surprît son secret. Depuis quelque temps il se laisse aller à son penchant pour l'ivrognerie; il boit du vermouth et de l'absinthe. « Son père se grisait, dit-il, il suit son exemple et se grise. » Les habitudes d'onanisme sont anciennes chez lui. Il se masturbe le soir en se couchant et le matin à son réveil. Un jour en proie à une excitation génésique intense, il entre dans une maison publique et, malgré les caresses d'une femme qui lui plait et son ardent désir de cohabitation, il reste totalement frigide. Parfois il a des éjaculations la nuit au milieu de rêves lascifs. Depuis qu'il est dans le service il ne lance plus son poing en avant, il ne remue plus le pouce, il ne fait plus aucun mouvement avant de se coucher. Les idées

c..bitieuses, en partie disparues, persistent néanmoins en-
c re; il ramasse de temps à autre des cailloux et il en a
constamment dans ses poches. Mais un autre phénomène
s'est produit : il obéit à des impulsions d'une autre nature;
il imite les attitudes de certains malades et contrefait irrésistiblement leurs gestes. Placé à table à côté d'un hémi-
plegique droit, il laisse pendant toute la durée du repas
retomber le bras droit le long de sa jambe immobile,
comme s'il était lui-même paralysé. Il sent bien qu'il est
ridicule, mais une force invincible l'empêche pendant un
certain temps de reprendre son attitude normale.

Les mouvements involontaires décrits dans cette
observation tout en présentant le caractère d'une impulsion irrésistible se rapprochent un peu de ceux
que nous avons observés, à ce point de vue que leur
arrêt ne détermine pas le malaise constaté chez M. B...
S'il nous était permis de généraliser par la simple
comparaison de ces trois cas, nous dirions que l'irré-
sistibilité des mouvements est en raison directe de
l'âge des malades. Nous remarquons, en effet, que
chez M. B..., âgé de quarante-un ans, la résistance à
l'impulsion détermine une véritable crise nerveuse. Le
sujet de la deuxième observation, âgé de vingt-un
ans, est incapable d'empêcher ses mouvements mais
il n'éprouve pas de crise et l'enfant dont nous avons
tracé l'histoire a présenté de sept à dix ans des mouvements qu'il arrête difficilement, mais sans éprouver
le moindre sentiment de malaise.

Chez notre malade, l'excitation des centres nerveux s'est manifestée par des mouvements de tête, plus tard par un balancement des membres inférieurs et après par une gesticulation presque habituelle. Nous appelons l'attention sur cette alternance très marquée dans le siège des mouvements et dont nous trouvons un exemple dans une observation de M. Magnan, publiée dans les *Annales médico-psychologiques*, que nous résumons plus loin (Obs. VI). Dans cette observation et dans les analogues on voit qu'en général les mouvements changent de siège d'une manière irrégulière, capricieuse ; sans qu'ils aient persisté longtemps dans une même place ; agitant tantôt un bras, tantôt une jambe, tantôt une épaule. Chez l'enfant dont nous parlons et chez une petite fille, dont nous donnons l'histoire (Obs. V), l'alternance s'est faite à de longs intervalles. Les mouvements se sont localisés pendant des années dans un même groupe musculaire, d'où ils ont tout à fait disparu pour apparaître ailleurs.

Dans ses leçons sur les dégénérés, M. Magnan a insisté sur l'apparition successive de plusieurs syndromes épisodiques chez un même sujet. Ce fait si caractéristique de la folie héréditaire présente une grande analogie avec l'alternance dans le siège des mouvements. De même que chez un individu l'excitation semble porter pendant quelque temps sur un point limité des centres nerveux pour déterminer l'obsession d'un mot, par exemple, et se localiser plus tard dans un autre point, pour donner lieu à une impulsion quelconque ; de même chez les deux sujets dont nous parlons (Observations I et V), l'éréthisme se manifestant par des mouvements, parait s'être cantonné successivement à diverses hauteurs de l'axe cérébro-spinal.

Un autre mouvement que nous avons signalé dans notre observation est celui du bassin analogue aux mouvements du coït. Nous n'aurions aucune réflexion à faire à ce propos si nous avions observé en même temps l'érection pénienne comme indice d'une excitation génitale précoce. Ce fait rentrerait alors dans la catégorie des anomalies sexuelles, et notre malade se rapprocherait des dégénérés *spinaux* signalés par M. Magnan (1). Chez ceux-ci, l'éréthisme nerveux semble porter exclusivement sur le centre génito-spinal et dès les premiers temps de leur existence, cet éréthisme se traduit par des mouvements du bassin et par une masturbation précoce. Ce n'est pas le cas pour le sujet de notre observation, puisque un examen attentif nous a permis de constater que même jusqu'à l'âge de dix ans les mouvements du bassin ne se sont pas accompagnés d'érection et que jusqu'à cet âge l'enfant ne s'est jamais masturbé. Il est vrai qu'arrivé à la puberté il s'est adonné à l'onanisme. Or, voici comment nous interprétons les faits observés : dans

(1) Magnan. Anomalies, perversions et aberrations sexuelles. Annales médico-psychologiques.

le cas que nous analysons, le balancement du bassin rentre dans la classe des mouvements monotones ordinaires chez les dégénérés. Les choses en restent là pendant l'enfance et tant que les fonctions génitales sommeillent encore. Mais la puberté arrive, la vie génitale commence et les mouvements du bassin sont le point de départ de l'onanisme.

Nous avons fait remarquer qu'au moment où l'enfant veut arrêter les mouvements de ses bras, ils acquièrent un surcroît d'énergie précédant toujours le repos définitif. On dirait que par une dernière décharge (pour employer l'expression de M. Magnan), plus forte que les antérieures, la portion correspondante de la moelle tâche de se débarrasser de l'excès d'excitation. Nous appelons l'attention sur ce fait, qui constitue une inversion curieuse dans l'action des centres psycho-moteurs.

Chez le sujet de notre observation, nous avons constaté une intelligence supérieure à son âge.

C'est un fait bien connu que les dégénérés, malgré le défaut d'équilibre qui domine dans tous leurs actes et dans toutes leurs idées, peuvent être doués des facultés les plus brillantes, et que dès l'enfance ils se font remarquer très souvent par la vivacité de l'imagination et l'élévation des conceptions.

Si chez les dégénérés arrivés à l'âge adulte, il est

toujours facile de se rendre compte du degré de l'intelligence, par des idées qui leur sont propres et par des actes dont ils assument toute la responsabilité, chez les enfants dégénérés l'appréciation des facultés intellectuelles constitue un problème autrement complexe. A cette époque de la vie, les centres nerveux ne font que recevoir les notions que l'éducation leur donne et reproduire par imitation, en quelque sorte, les actes observés dans le milieu qui les entoure. Le travail cérébral est alors presque exclusivement d'assimilation et l'observateur qui tâche d'apprécier l'intelligence d'un enfant n'obtient souvent que l'écho des idées de son entourage. Dans ces conditions-là, les résultats de son observation sont entachés d'une erreur qu'il n'est pas toujours facile d'écarter.

A plus forte raison l'étude des facultés intellectuelles devient difficile quand il s'agit d'un petit dégénéré ayant puisé dans son ascendance une portion plus ou moins large de déséquilibration mentale. C'est ici surtout que l'influence du milieu se fera sentir, et si l'enfant exempt de tares héréditaires reproduit des idées saines, celui qui est issu de névropathes reflétera toutes les préoccupations et toutes les bizarreries qu'il aura puisées dans sa famille.

Les nombreux exemples de la *folie à deux* sont là pour démontrer cette transmission lente mais complète des idées déraisonnables.

Certes, quand on se trouve en présence d'un enfant

qui, par ses antécédents de famille et par ses stigmates physiques et psychiques, doit être classé parmi
les dégénérés, il n'est que très naturel de rapporter
toutes ses particularités intellectuelles à une dégradation mentale congénitale. Mais si l'on observe chez lui
la reproduction exacte de certaines appréhensions et
répugnances exagérées, constatées aussi chez une personne de son entourage, on doit se demander quelle
est la part qui revient à la dégénérescence et quelle
est celle qui relève de l'imitation.

On trouvera dans l'histoire suivante un exemple de
ce genre. Nous en avons fait l'observation à une
époque où notre attention n'était nullement éveillée
sur les syndromes des dégénérés héréditaires, et c'est
seulement le hasard qui nous a fait connaître les particularités du cas.

Observation III. — (Personnelle).

*Père alcoolique. — Mère agoraphobe éprouvant un senti-
ment de terreur à la vue des chats, de la couleur verte et
au souvenir de certains mots. — Grand'mère et tantes
aliénées. — Fille éprouvant les mêmes terreurs que la
mère.*

La fille N..., âgée de douze ans, est entrée à l'hôpital de
Bagota pour une chlorose dont elle souffre depuis une
année. Elle a un prognatisme marqué des maxillaires, un
pied bôt et un système pileux très développé.

Pendant son séjour à l'hôpital, qui a été de quatre mois, nous nous sommes aperçu de certaines bizarreries de la malade, que nous avons étudiées plutôt par curiosité qu'en leur accordant une importance quelconque.

N... était d'un caractère très irritable et jetait souvent à la tête de ses voisines du même service ce qu'elle trouvait sous sa main à l'occasion d'une petite taquinerie; mais, en général, elle n'avait pas l'air méchant. Elle était en même temps un peu sauvage et jamais elle ne prenait part aux jeux des autres malades. Elle semblait assez intelligente.

Toutes les fois qu'elle voyait un chat, elle éprouvait une terreur si profonde, que la surveillante du service dut éviter l'entrée de l'angora de l'hôpital.

Un jour qu'une des malades du service, atteinte de kératite, met un bandeau vert sur ses yeux, N... est saisie d'une crise de nerfs, et toutes les fois que la couleur verte vient l'impressionner, on observe des phénomènes analogues.

Frappé par la singularité de ces faits, nous lui demandons s'il y a d'autres causes capables de l'affecter si vivement, et elle nous raconte qu'il y a certains mots qu'elle ne peut pas entendre sans éprouver un sentiment de terreur; ainsi les mots *conscience, cérémonie, énorme,* entendus dans une conversation, la troublent profondément. Ce n'est qu'avec peine que nous arrivons à savoir quels sont les mots qui l'effrayent, parce qu'elle tâche autant que possible de ne pas les prononcer, et, pendant notre interrogatoire, nous avons occasion de constater le malaise qu'ils lui causent. D'après elle, l'audition ou le simple souvenir de ces mots *lui porte malheur.*

Nous profitons d'un jour où sa mère vient la voir pour nous renseigner sur les antécédents héréditaires et les bizarreries de la malade. Elle nous dit que la grand'mère maternelle est morte à l'asile des aliénés, qu'une tante maternelle a été également à l'asile et que le père est un alcoolique. Mais ce qui nous frappe le plus c'est de trouver chez la mère elle-même des terreurs développées sous l'influence des mêmes causes que nous avions relevées chez la fille : même peur des chats et de la couleur verte; mêmes appréhensions relatives à l'influence de certains mots. Les personnes de son entourage étaient averties de ne pas prononcer les mots en question. Nous apprenons en même temps qu'elle ne peut traverser une place sans s'appuyer au bras de quelqu'un parce que sans cette précaution un vertige la saisit.

Très probablement une enquête plus minutieuse nous aurait fait découvrir chez ces deux malades d'autres stigmates psychiques de la dégénérescence; mais nous le répétons, nous ne connaissions pas alors (1885) les syndromes épisodiques des dégénérés héréditaires. Ce n'est que postérieurement, par la lecture des travaux récents, que nous sommes arrivés à l'interprétation des faits.

Cette histoire très incomplète montre assez bien les causes d'erreur qui peuvent se glisser dans l'observation des enfants dégénérés quand l'influence du milieu vient s'ajouter à celle de la dégénérescence elle-même.

La petite fille dont nous venons de parler était certainement un terrain tout préparé pour la *folie avec conscience;* mais il est évident pour nous qu'elle a puisé la forme et les sujets de ses appréhensions dans l'ensemble de celles présentées par sa mère.

Nous revenons maintenant à notre malade pour faire remarquer que chez lui la lucidité d'esprit s'est manifestée justement à l'époque où son développement physique et son état général laissait le plus à désirer et que plus tard, au fur et à mesure qu'il est devenu plus fort, ses facultés intellectuelle sont baissé d'une manière sensible. Cette sorte d'opposition entre le développement physique et le développement intellectuel est très souvent observée chez les dégénérés. C'est parmi ceux-ci qu'on rencontre ces enfants dont l'intelligence est pleine de promesses au commencement de leur éducation. Il y en a qui occupent les premiers rangs dans leurs classes et qui offrent le contraste frappant d'un niveau intellectuel très élevé avec un aspect physique des plus misérables. Quelquefois ils conservent une vive intelligence jusqu'à la puberté; puis leurs facultés déclinent et depuis lors leur déchéance mentale ne fait qu'augmenter. D'autres fois cette déchéance est beaucoup plus précoce, comme dans le cas que nous analysons. Mais le plus souvent on découvre de bonne heure chez les dégénérés supérieurs quelques traits particuliers qui font apprécier facilement la faiblesse et le déséquilibre de leurs facultés. « Dès leur enfance, dit M. Falret (1), ils ont ordinairement manifesté des facultés intellectuelles très inégalement développées, faibles dans leur ensemble et remarquables par certaines aptitudes spéciales ; ils ont montré des dispositions exceptionnelles pour le dessin, le calcul, la musique, la sculpture ou la mécanique, des mémoires exceptionnelles pour les dates ou les événements historiques, et à côté de ces facultés isolément développées qui les ont fait passer pour des petits prodiges, ils ont offert la plupart du temps d'énormes lacunes dans leur intelligence et une faiblesse vraiment radicale des autres facultés ».

Pour les cas analogues à celui que nous avons observé, où nous remarquons une grande vivacité d'imagination durant à peine quelques années, nous sommes porté à croire qu'il s'agit plutôt d'états passagers de surexcitation nerveuse que d'un véritable développement des facultés intellectuelles. Très souvent, en effet, le même enfant s'offre successivement aux yeux de l'observateur sous deux aspects bien différents. Tantôt il fait preuve d'une grande lucidité d'esprit, tantôt il témoigne d'une grande difficulté de compréhension.

(1) FALRET. Annales médico-psychologiques, 1867, p. 76.

REYES.   3

Nous avons vu que, localisée dans la moelle, la surexcitation nerveuse se manifeste par un besoin incessant de mouvement. Or on peut bien supposer que cette même surexcitation, localisée dans des centres plus élevés, se manifeste par une grande activité de l'idéation. De cette manière pouvons-nous interpréter ce besoin presque irrésistible de s'expliquer toute chose et d'avoir des renseignements sur la signification des mots inconnus, qu'on observe quelquefois chez les petits dégénérés. Ici il ne s'agit certainement pas de la curiosité propre à tous les enfants et qui trouve sa raison d'être dans la surprise que leur cause tout ce qui frappe leur sens. Dans le cas particulier que nous étudions, on a plutôt affaire à une de ces obsessions à forme interrogative qu'il n'est pas rare d'observer chez les dégénérés d'un âge plus avancé. « Le *pourquoi* et le *comment* des choses semblent s'exercer de préférence sur des sujets irritants, inexplicables et nécessitant une grande tension intellectuelle. » (LEGRAND DE SAULE, *cité par* SAURY (1).

Quant au moral, tous les observateurs sont unanimes pour accorder aux enfants dégénérés une nature indisciplinée et perverse. Ici encore nous allons emprunter à M. Falret (2) la description qu'il donne du caractère plus généralement observé chez ces enfants :

« A côté de facultés affectives normalement dévelop-

(1) SAURY. Etude clinique sur la folie héréditaire, page 63.
(2) FALRET. Loc. cit., p. 76.

pées, ils ont présenté des instincts pervers, des sentiments dépravés, des penchants violents et incoercibles. Ils se sont livrés à des actes tout à fait étranges dénotant une mauvaise nature ou une absence complète de sens moral. L'éducation commune dans les pensions ou les collèges a été pour eux impossible; ils se sont fait renvoyer de toutes les institutions où les parents les avaient placés et la vie de famille elle-même est devenue pour eux intolérable à cause de leurs mauvais penchants et de leur absence complète de sentiments affectueux. »

Bien différent du tableau tracé par M. Falret est l'ensemble moral de notre malade qui présente un caractère doux et obéissant, se met rarement en colère et offre l'exemple d'un développement précoce du sens moral. Nous trouvons dans le livre de M. Saury (1) un cas analogue. Cela montre une fois de plus qu'il faut s'attendre à trouver chez les dégénérés tous les degrés imaginables par rapport au développement des facultés.

Un autre fait sur lequel nous voulons insister est l'irrésolution et la sauvagerie qu'on observe presque toujours chez les enfants dont nous nous occupons.

Il est facile chez les adultes de savoir s'ils ont ou non un caractère irrésolu. Tous leurs actes, en effet, peuvent servir pour apprendre s'ils arrivent facilement ou difficilement à leurs déterminations et si

(1) SAURY. Loc. cit., p. 39.

celles-ci une fois prises sont solides ou éphémères. Les tout jeunes enfants, au contraire, n'ayant pas à décider sur la plupart de leurs actes, ne présentent que très rarement l'occasion d'étudier leur volonté. Il n'y a qu'une observation minutieuse et répétée qui puisse conduire à cette appréciation.

Quelquefois les enfants dégénérés marchent avec agitation comme le faisait notre malade ou entrent sans but dans une chambre qu'ils parcourent, et s'en retirent, comme on en voit un exemple dans l'observation de M. Magnan que nous résumons plus loin (obs. VI). Or, c'est pendant cette marche en quelque sorte machinale que nous avons pu nous rendre compte des hésitations qui, à chaque moment, semblaient traverser l'esprit de l'enfant et qui sont à notre avis un des premiers indices d'un caractère changeant. Arrivés à l'âge adulte, ces individus, pour peu qu'ils aient un caractère entreprenant, essaieront de tous les métiers, tenteront toutes les entreprises et passeront par les situations les plus diverses sans jamais arriver à se créer une position solide.

Le système d'éducation appliqué à chaque enfant en particulier exerce, croyons-nous, une influence des plus importantes sur le caractère des dégénérés, action qui se fait sentir très souvent parce qu'ils sont placés dans des conditions toutes particulières à ce point de vue.

La méthode employée par les parents pour développer l'intelligence de leurs enfants et pour former leur caractère varie nécessairement d'après les milieux et les époques et même pour chaque famille en particulier ; mais toutes les différences qu'on rencontre oscillent entre deux points extrêmes : on tâche d'encourager l'initiative des enfants ou l'on fait au contraire un système de répression. Ne pouvant entrer dans tous les développements que cette question comporte, nous nous contentons de rappeler ces paroles de Foville : (1) « La répression de l'initiative chez les enfants dépose dans leur intelligence un germe de dépression mélancolique que l'avenir se charge de développer. »

Or cette répression de l'initiative est appliquée très souvent aux petits dégénérés timides et craintifs. Ce n'est pas la répression dure, quelquefois violente qui a été dans d'autres époques la base de toute méthode d'éducation. C'est au contraire par un excès de tendresse et de gâterie que les parents arrivent, sans le vouloir, à rendre le caractère de leurs enfants plus timoré et irrésolu encore qu'il ne l'était déjà à cause de la dégénérescence mentale. On a pour les petits arriérés des soins exagérés. On prévient tous leurs besoins ; on devine leurs désirs. A cause de leur maladresse on ne leur permet pas souvent d'aller et de venir comme aux autres enfants, et dans ces conditions ils conser-

(1) Ach. FOVILLE. Nouveau dictionnaire de médecine et de chirurgie. Article « Folie », page 222.

vent trop longtemps l'habitude de ne rien faire par eux-mêmes. Ce sont des enfants qu'on conduit par la main quand ils sortent de la maison et qui n'apprennent que très tard à s'habiller parce que quelqu'un est toujours là pour cette besogne. En un mot, ils n'ont que rarement l'occasion d'exercer leur sens et d'apprendre à diriger leurs mouvements vers un but déterminé. C'est une large portion de leur éducation physique qui reste à l'état d'ébauche.

Leur caractère ne se ressent pas moins de cette éducation, qui n'est que très propice pour que les enfants n'arrivent jamais à avoir pleine confiance en eux-mêmes et pour que leur timidité naturelle augmente. D'autre part, comme ils sentent bien leur infériorité par rapport aux autres enfants, leur sauvagerie s'accentue et très souvent leur caractère s'aigrit.

Arrivés à l'âge où ils devraient commencer leur éducation intellectuelle, on ne les envoie pas à l'école parce qu'on craint que les taquineries des autres enfants ne les rendent plus sauvages encore. Ils perdent ainsi une bonne occasion de favoriser leur développement physique par les jeux de leur âge et d'alléger le poids de timidité et de méfiance qui les retient toujours. De notre avis, l'influence que nous venons de signaler agit très souvent, plus souvent qu'on ne le croit sur le caractère des dégénérés.

Nous arrivons maintenant aux quelques considérations que nous avons à faire sur *l'onomatomanie*,
puisque nous avons relevé dans notre observation la
répétition involontaire et consciente d'une même
phrase.

Nous n'avons pas besoin de parler des diverses
formes d'onomatomanie qui ont été décrites et dont
on trouve maintenant de nombreux exemples dans les
publications relatives aux dégénérés. Grâce aux travaux de MM. Magnan, Ballet etc., les faits de ce
genre sont très bien connus à l'heure qu'il est, et nous
ne ferions rien d'utile en répétant les classifications
et descriptions qui s'y rapportent.

Il est rare que l'on observe les stigmates psychiques
de la dégénérescence chez les enfants et tous les
exemples que nous connaissons d'onomatomanie ont
été observés chez des adultes. Sans avoir la prétention
d'expliquer ce fait, nous trouvons que la mobilité
d'esprit particulière aux enfants doit rendre moins
solide chez eux que chez les adultes la fixation des
images motrices verbales dans le centre qui leur
correspond. Or, M. Ballet (1) tend à considérer l'obsession des mots comme due à une excitation anormale de ce centre, et on comprend que l'excitation
puisse se localiser plus systématiquement chez des
individus ayant ces images solidement fixées.

(1) G. BALLET. Contrib. à l'étude de l'état mental des héréditaires dégénérés. Arch. gén. de médecine, 1888.

Ce que nous avons à remarquer à propos de notre observation, c'est d'abord la précocité de l'obsession, puisqu'elle a été constatée à sept ans et demi.

Quant à la forme de l'obsession, nous avons dit qu'elle s'écarte un peu des descriptions classiques de l'onomatomanie, en ce sens qu'elle n'est pas accompagnée d'un sentiment de malaise. Nous comprenons le fait de la même manière qu'au sujet des mouvements presque irrésistibles observés chez le même malade ; c'est-à-dire que nous trouvons seulement une différence de degré entre lui et les onomatomanes typiques.

La manie des discours tantôt incohérents, tantôt raisonnés a été observée souvent chez les dégénérés. M. Magnan (1) a signalé la manie des discours nocturnes chez un individu et la transmission de cette manie à la fille du malade. Il a également rapporté l'histoire d'une femme qui avait l'impulsion irrésistible d'écrire des discours incohérents.

Les discours relevés dans notre observation ont eu ceci de particulier : que c'était ordinairement sous la forme de vers que l'enfant rassemblait des mots sans suite. On a souvent l'occasion d'observer que quelques-uns des actes des dégénérés sont caractérisés par un rhythme constant. Le fait a été constaté pour les mouvements involontaires. Nous trouvons une analogie frappante entre ces faits et la forme de versification que prennent dans le cas présent les discours

(1) MAGNAN, Loc. cit.

incohérents. On peut dire qu'il y a chez ces impulsifs une tendance à assujettir leurs impulsions à une cadence déterminée toujours la même. C'est un exemple de ce genre que nous trouvons dans l'observation suivante :

Observation IV (*Personnelle*)

Antécédents vésaniques dans la famille. — Arithmomanie précoce. — Obsession du nombre trois.

M. V..., âgé de vingt et un ans, est le fils cadet d'une nombreuse famille. Son père déjà très âgé (quatre-vingt-neuf ans), est très bien portant. Sa mère, très nerveuse, a eu deux sœurs aliénées. M. V. est très intelligent et il est aujourd'hui en train de finir ses études d'ingénieur de mines. Il n'a jamais fait de graves maladies, mais il a toujours été très impressionnable. C'est vers l'âge de quatorze ans qu'il a subi pendant huit mois une obsession qu'il nous raconte de la manière suivante :

« J'éprouvais un besoin irrésistible de faire dans tous mes actes et dans toutes mes paroles des groupements, d'après le nombre *trois*. Ainsi en marchant je comptais toujours trois pas et il fallait qu'au moment de m'arrêter il n'y en eût pas un de moins ri de plus. Dans tout ce que je voyais, je faisais le même groupement. Aussitôt que j'entrais dans une chambre j'étais irrésistiblement poussé à réunir les objets similair s que je voyais, par groupes de *trois*. Si c'était dans la conversation, je comptais les syllabes de la même façon et j'ajoutais au besoin une syllabe quelconque. Il m'arrivait très souvent d'ajouter à haute voix un mot à la

dernière phrase que je venais d'écouter. Je sentais bien le
ridicule de cette manie, mais je ne pouvais pas m'empêcher
de tout compter d'après cette mesure invariable. Quand je
n'y arrivais pas, j'éprouvais un sentiment de malaise.

Nous n'avons pu relever chez M. V... aucune autre
particularité que nous puissions rapprocher de celle-ci.

Cette observation est un exemple rare d'une obsession
se présentant à l'état d'isolement. On sait, en effet, que
plusieurs stigmates psychiques se trouvent ordinairement combinés chez un même dégénéré.

Pour terminer l'analyse de notre première observation, nous n'avons qu'un mot à ajouter sur les accès
présentés par le malade à l'âge de quatorze ans, accès
caractérisés par une indifférence et un mutisme complets.

C'est ordinairement à l'âge de la puberté que les
dégénérés présentent cette bifurcation dont parle
M. Falret et qui les conduit soit aux états délirants,
soit à la démence. A cette époque, une cause quelconque d'affaiblissement peut éteindre rapidement les
facultés quelquefois brillantes dont ils faisaient
preuve et c'est très souvent la masturbation qui agit
comme cause déterminante. Tel a été pour le cas qui
nous occupe le point de départ des accidents observés.

Nous ajoutons une observation qui nous est personnelle et le résumé d'une autre de M. Magnan, qui offrent quelques analogies avec celle qui nous a servi de point de départ pour notre travail. Nous les présentons sans commentaires parce que les phénomènes principaux qu'on y relève sont pour la plupart semblables à ceux de notre première observation et ont été étudiés dans l'analyse de celle-ci.

Observation V (*Personnelle*)

Père alcoolique. — Mère nerveuse. — Mouvements rhythmés. — Coprolalie.

M..., âgée de dix ans, est entrée à l'hôpital de Bogota à cause d'une otite suppurée double datant de cinq mois.

Parmi les antécédents de famille nous relevons des habitudes d'ivrognerie déjà invétérées chez le père et une impressionnabilité extrême de la mère.

M... présente un strabisme interne accentué de l'œil droit et des manifestations très apparentes de scrofule. La mère nous apprend que la malade a toujours eu un *très mauvais caractère* et des instincts pervers. Elle se met facilement en colère et aime à tourmenter les animaux. Depuis l'âge de sept ans, elle dit très fréquemment des mots orduriers, et les corrections pour lui faire abandonner cette habitude ont toujours été inutiles.

Dès le premier jour de son séjour à l'hôpital, nous remarquons un mouvement involontaire de l'avant-bas droit, survenant par accès. La malade fléchit et étend d'une manière rhythmique l'avant-bras sur le bras. Elle arrive à arrêter ce balancement pendant un temps variable, puis le mouvement recommence tout à coup. Cela dure depuis deux mois, mais avant les mouvements se sont localisés, d'après ce que la mère nous raconte, dans la cuisse droite. C'était seulement quand l'enfant était assise, les pieds appuyés au sol qu'il se produisait un balancement latéral partant le genou alternativement à droite et à gauche.

L'émission de gros mots paraît être chez la malade une impulsion soudaine et irrésistible. Tout à coup l'idée de prononcer un mot ordurier lui traverse l'esprit et elle ne peut pas s'empêcher de le faire.

Pendant tout le temps qu'elle est restée à l'hôpital, les mouvements de l'avant-bras ont persisté.

Observation IV (*Résumée*). — (Magnan, *Annales médico-psychologiques*, 1885.

Hérédité convergente. — Déséquilibration de tout l'axe cérébro-spinal. — Syndromes épisodiques : incoordination matrice, coprolalie, craintes, impulsions dangereuses, perversions sexuelles.

C... Clotilde, journalière, est âgée de trente ans; sa grand'mère paternelle s'adonnait aux excès de boissons; son père, strabique, était très émotif, jaloux et avait présenté pendant plusieurs mois du délire mélancolique. La sœur du père était menteuse, dépensière, paresseuse; mariée à trente ans avec un homme de soixante, elle s'est toujours refusée à sortir le jour avec son mari. La mère, nerveuse, est devenue très irritable à la suite des mauvais traitements que lui a fait subir son mari; la sœur de la mère est somnambule et le frère de la mère est alcoolique.

Quant à la malade, dès l'âge d'un an, elle est prise de convulsions; d'une intelligence faible, elle apprend difficilement à l'école; de très bonne heure elle se montre menteuse, voleuse et se livre à l'onanisme. Elle urine au lit jusqu'à seize ans; elle est souvent triste, s'éloigne de ses camarades d'école et ne prend point part à leurs jeux. Elle se lève parfois la nuit et parcourt tout endormie la maison.

Dès l'âge de douze ans, elle perd par moments, tout en restant consciente, la libre direction de ses mouvements. Ce sont d'abord des mouvements analogues à de simples réflexes se passant dans le segment d'un membre ou dans tout un membre, ne paraissant mettre en jeu qu'une région limitée de la moelle : tels sont les mouvements de flexion ou d'extension de la main sur l'avant-bras, ou de l'avant-bras sur le bras, du pied sur la jambe, ou de la jambe sur la cuisse ; ou bien encore, l'élévation d'une épaule ; d'autres fois ce sont des mouvemements plus étendus, le frottement d'une main contre l'autre ; d'autres fois encore c'est la marche en avant : la malade pénètre sans but, mais le sachant, dans une chambre, la parcourt et se retire, c'est tout, mais dès qu'elle a commencé à marcher, elle ne peut plus s'empêcher de continuer, et elle éprouverait un très grand malaise si elle s'arrêtait. Tous ces mouvements sans utilité, sans objet s'effectuent en dehors de la volonté ; la malade les constate tout en restant impuissante à les réprimer.

Non seulement les mouvements et certaines expressions de la physionomie lui échappent, mais elle est parfois obligée de prononcer des mots qu'elle ne voudrait pas dire « Est-ce singulier, raconte-t-elle, de dire, le sachant, des choses que je ne voudrais pas dire ! » Ce sont, le plus souvent, des paroles grossières qu'elle se sent poussée à prononcer, soit devant des étrangers, soit devant des personnes qu'elle respecte, parfois même elle les prononce étant seule.

Elle peut quelquefois ne pas articuler à haute voix les mots qu'elle est poussée à prononcer, mais elle doit, dit-elle, les répéter en dedans, intérieurement; si elle ne les prononçait pas, elle éprouverait un grand malaise, elle serait suffoquée. Le mot une fois dit, elle est tranquille.

Nous avons voulu tracer un des nombreux tableaux de la dégénérescence mentale. Dans des travaux de cette nature c'est l'ensemble qui peut offrir quelque intérêt. Nous ne pourrions présenter à la fin de notre étude des conclusions bien nettes n'ayant pas pour les appuyer un nombre suffisant d'observations. Nous allons, cependant, résumer en quelques mots les faits que nous considérons les plus importants parmi ceux que nous avons relevés.

CONCLUSIONS

I. L'arrêt des mouvements involontaires observés chez les enfants dégénérés ne provoque pas aussi souvent que chez les adultes, un sentiment de malaise.

II. Pour quelques cas comparés au point de vue de la résistance à ces mouvements, nous avons remarqué que le degré d'action de la volonté est en raison inverse de l'âge des malades.

III. Les mouvements rhythmés du bassin, analogues aux mouvements du coït, ne sont pas toujours l'indice d'une excitation génitale précoce. Ils rentrent dans la catégorie des mouvements monotones. Quand la puberté arrive, ils conduisent les enfants à la masturbation.

IV. Chez les enfants dégénérés, l'imitation peut s'ajouter à l'influence de la dégénérescence mentale, et ils puisent alors les formes et les sujets de leurs préoccupations dans le milieu qui les entoure.

V. La répression de l'initiative chez les enfants dégénérés augmente l'irrésolution et la sauvagerie de leur caractère.

VI. Les impulsions des onomatomanes, autant que les autres mouvements involontaires propres aux dégénérés, sont quelquefois caractérisées par un rhythme constant.

BIBLIOGRAPHIE

CUILLERRE. — Les frontières de la folie.

CHARCOT et MAGNAN. — De l'onomatomanie. — Archives de neurologie, 1885, p. 157-168.

BALL. — L'excitation sexuelle morbide. Gazette des hôpitaux, 1886, p. 1074-1076-1098-1100. L'érotomanie. Gazette des hôpitaux, 1887, p. 1039-1041.

FALRET. — Annales médico-psychologiques 1868.

FOVILLE. — Nouveau dictionnaire de médecine et chirurgie. — Article « Folie », p. 222.

LANTEIRÈS. — Essai descriptif sur les troubles psycho-pathiques avec lucidité d'esprit. — Thèse de Paris, 1885.

LEGRAIN. — Du délire chez les dégénérés 1886.

LEGRAND DE SAULE. — Annales médico-psychologiques, 1876.

MAGNAN. — Les délirants chroniques et les dégénérés. Gazette des hôpitaux, 1884, 22 et 26 avril. Des anomalies, des aberrations et des perversions sexuelles. Progrès médical, 1885, p. 49-65-84. Considérations générales sur la folie des hérédilaires ou dégénérés. Progrès médical, 1886, p. 1089, 1108. Progrès médical, 1887, p. 187-206.

MOREL. — Traité des dégénérescences physiques, morales et intellectuelles de l'espèce humaine.

SAURY. — Etude clinique sur la folie héréditaire, 1886.

LACASSAGNE. — Dictionnaire encyclopédique des sciences médicales. Article « Consanguinité ».

Besançon. — Imp. v⁰ F.-J. Bonvalot, F. Rameaux-Maret successeur.

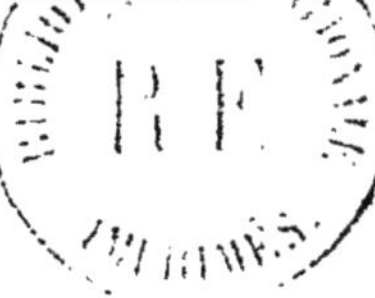

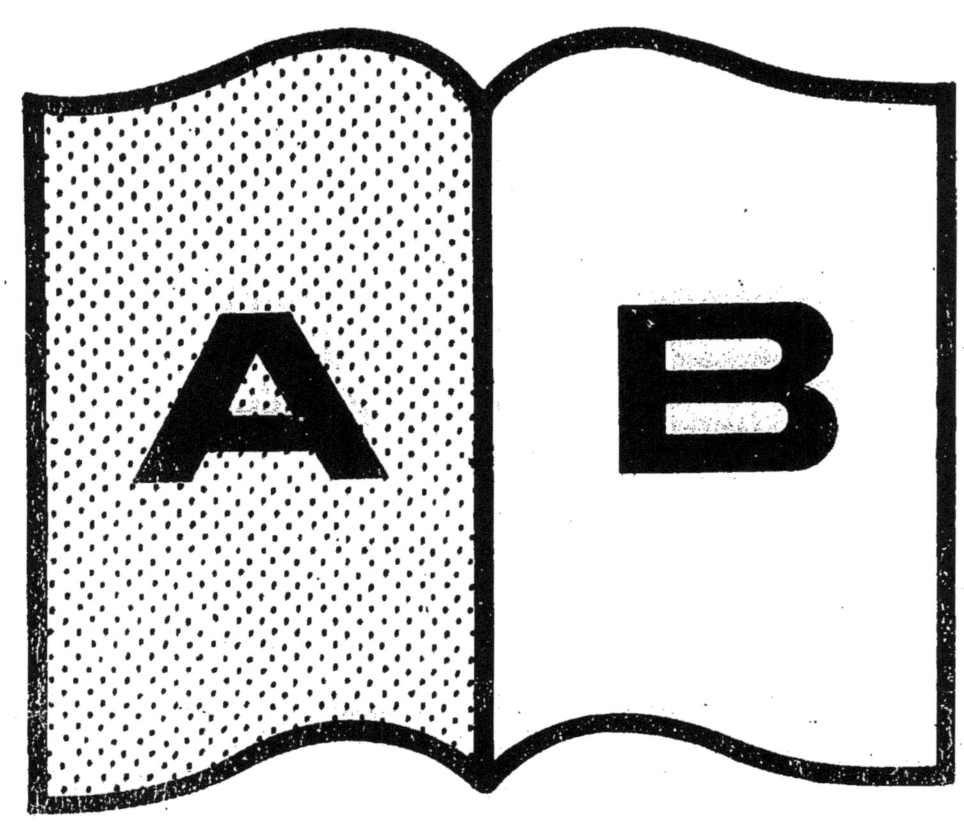

Contraste insuffisant

NF Z 43-120-14

9 782016 159668